SUR UN CAS DE GOUTTE

ACCOMPAGNÉ DE RHUMATISME CHRONIQUE

PAR

Stéphane DASKALOFF
DOCTEUR EN MÉDECINE

MONTPELLIER
IMPRIMERIE GÉNÉRALE DU MIDI

1910

PERSONNEL DE LA FACULTÉ

MM.	MAIRET (✻)	DOYEN
	SARDA	ASSESSEUR
	IZARD	SECRÉTAIRE

PROFESSEURS

Clinique médicale	MM. GRASSET (✻). Chargé de l'enseignement de pathol. et thérap. génér.
Clinique chirurgicale	TEDENAT (✻).
Thérapeutique et matière médicale	HAMELIN (✻).
Clinique médicale	CARRIEU.
Clinique des maladies mentales et nerveuses	MAIRET (✻).
Physique médicale	IMBERT.
Botanique et Histoire naturelle médicale	GRANEL.
Clinique chirurgicale	FORGUE (✻).
Clinique ophtalmologique	TRUC (✻).
Chimie médicale	VILLE.
Physiologie	HEDON.
Histologie	VIALLETON.
Pathologie interne	DUCAMP.
Anatomie	GILIS (✻).
Clinique chirurgicale infantile et orthopédique	ESTOR.
Microbiologie	RODET.
Médecine légale et Toxicologie	SARDA.
Clinique des maladies des enfants	BAUMEL.
Anatomie pathologique	BOSC.
Hygiène	BERTIN-SANS H.
Pathologie et thérapeutique générales	RAUZIER. Chargé de l'enseignement de la clinique médicale.
Clinique obstétricale	VALLOIS.

Professeurs adjoints : M. DE ROUVILLE, PUECH, MOURET
Doyen honoraire : M. VIALLETON.
Professeurs honoraires : M. E. BERTIN-SANS (✻), GRYNFELTT
Secrétaire honoraire : M. H. GOT

CHARGÉS DE COURS COMPLÉMENTAIRES

Clinique ann. des mal. syphil. et cutanées	MM. VEDEL agrégé.
Clinique annexe des maladies des vieillards	VIRES, agrégé.
Pathologie externe	LAPEYRE, agrégé libre
Clinique gynécologique	DE ROUVILLE, prof. adj.
Accouchements	PUECH, prof. adj.
Clinique des maladies des voies urinaires	JEANBRAU, agrégé.
Clinique d'oto-rhino-laryngologie	MOURET, prof. adj.
Médecine opératoire	SOUBEYRAN, agrégé.

AGRÉGÉS EN EXERCICE

MM. GALAVIELLE.	MM. SOUBEYRAN	MM. LEENHARDT
VIRES.	GUÉRIN	GAUSSEL.
VEDEL.	GAGNIÈRE.	RICHE.
JEANBRAU.	GRYNFELTT ED.	CABANNES
POUJOL.	LAGRIFFOUL.	DERRIEN

La Faculté de Médecine de Montpellier déclare que les opinions émises dans les Dissertations qui lui sont présentées doivent être considérées comme propres à leur auteur; qu'elle n'entend leur donner ni approbation ni improbation.

A LA MÉMOIRE DE MON FRÈRE ET MES SOEURS

A MON PÈRE

Faible témoignage de ma plus vive reconnaissance.

A MA CHÈRE MÈRE

A MES ONCLES

LE GÉNÉRAL TZONTCHEFF et CHRISTO DASKALOFF

A TOUS MES PARENTS

S. D.

A MES AMIS

Les Docteurs WLADIMIROFF, André DASKALOFF, IVANOFF, STÉPHANOFF, STAMBOLIEFF, POPOFF et ILIEFF

S. D.

A MON PRÉSIDENT DE THÈSE

MONSIEUR LE DOCTEUR GRANEL,

PROFESSEUR A L'UNIVERSITÉ DE MÉDECINE DE MONTPELLIER

S D.

A MONSIEUR LE DOCTEUR TÉDENAT,

PROFESSEUR DE CLINIQUE CHIRURGICALE A LA FACULTÉ DE MÉDECINE DE MONTPELLIER

A MONSIEUR LE DOCTEUR VIRES,

PROFESSEUR AGRÉGÉ A LA FACULTÉ DE MONTPELLIER

A TOUS MES MAITRES

S. D.

AVANT-PROPOS

Arrivé à la fin de nos études médicales, nous sommes heureux d'adresser l'hommage de notre respectueuse reconnaissance à tous nos maîtres de la Faculté de médecine de Montpellier, qui nous ont guidé vers le but que nous atteignons aujourd'hui.

Que M. le professeur Granel, président de notre thèse, soit assuré de notre profonde reconnaissance. Nous garderons un souvenir ému de lui, dont la bienveillance toute paternelle est connue de tous. C'est pourquoi nous sommes particulièrement sensible au plaisir qu'il nous fait en acceptant la présidence de notre thèse.

Nous garderons également un souvenir ému de M. le professeur Tédenat, et nous n'oublierons jamais la grande bienveillance et les marques d'intérêt qu'il nous a sans cesse prodiguées. Nous conserverons le meilleur souvenir du temps passé dans sa Clinique, où nous avons puisé, dans son enseignement clair et pratique, de précieuses connaissances.

Que M. le professeur agrégé Vires veuille bien nous permettre de lui exprimer nos meilleurs sentiments de reconnaissance pour nous avoir inspiré le sujet de notre thèse. Nous le remercions vivement de tous les soins éclairés qu'il nous a prodigués. Son accueil pour nous, toujours bienveillant, et les conseils qu'il nous a souvent donnés, nous ont été d'un grand encouragement. Qu'il soit assuré de notre profonde gratitude.

Qu'il nous soit permis d'adresser à M. le professeur agrégé Leenhardt, qui a bien voulu faire partie de notre jury de thèse, nos vifs remerciements et nos sentiments dévoués.

Nous remercions également nos maîtres de l'hôpital d'Arles, où nous avons fait deux ans d'internat, et en particulier M. le docteur Béraud, qui a fait preuve à notre égard de la plus grande amabilité, et nous ne saurions trop le remercier.

Encore écolier, nos premiers maîtres nous ont appris à aimer la France. Notre plus cher désir était de venir dans ce beau pays pour écouter les paroles de ses savants réputés. Le long séjour à Montpellier n'a fait qu'augmenter notre admiration et notre amour pour la France. Elle est devenue pour nous une seconde patrie, et c'est la tristesse au cœur que nous la quittons, en emportant d'elle les meilleurs souvenirs.

Nous remercions du fond du cœur tous ceux qui nous ont témoigné, pendant notre séjour à Montpellier et Arles, leur sympathie et leur amitié. Qu'ils soient assurés de notre vive affection. Loin de la France, nous évoquerons souvent leur souvenir.

SUR UN CAS DE GOUTTE

ACCOMPAGNÉ DE RHUMATISME CHRONIQUE

CHAPITRE PREMIER

INTRODUCTION

Au cours de notre stage hospitalier dans le service de M. le professeur Vires, nous avons pu suivre un malade chez lequel se trouvaient réunis des troubles et des lésions relevant à la fois de la goutte et du rhumatisme chronique. Son observation nous a paru intéressante, au double point de vue des particularités cliniques qu'elle présente et du problème étiologique et pathogénique qu'elle pose.

Nous avons pensé qu'une étude détaillée de ce malade mettait en lumière un fait nouveau dont la connaissance pouvait être utile à l'interprétation générale de cas analogues observés jusqu'à ce jour. Aussi, dans ce travail, avons-nous eu moins pour but la démonstration d'une conception doctrinale, que la relation précise d'une observation inédite. Nous aurions, certes, voulu donner une explication définitive de toutes les particularités que nous avons notées. Malheureusement l'incertitude qui règne encore au sujet de la goutte et surtout du rhumatisme chronique, nous a obligé à des réserves nombreuses.

En effet, nous sommes en présence de manifestations multiples et complexes : les unes se rattachent manifestement à la goutte, les autres font partie de ce groupe disparate que l'on étudie encore sous le nom de rhumatisme chronique, et présentent des caractères qui permettent difficilement de les classer dans une des divisions établies par Teissier et Roque dans leur mise au point de cette question si complexe.

Dans un premier chapitre, nous rapportons l'histoire du malade. Nous essayons ensuite de mettre en lumière la physionomie clinique de ce cas. Nous le comparons à chacune des formes qui ont été isolées par les auteurs précédents, et ce rapprochement nous permet beaucoup plus de faire quelques remarques cliniques qu'une conclusion nosologique précise.

CHAPITRE II

HISTORIQUE

Le mot rhumatisme appartient à l'antiquité grecque ; il signifie, ainsi que l'indique son étymologie, *rheuma ;* c'est dans ce sens qu'Hippocrate, Galien, Paul d'Œgine, Cœlius, Aurelianus, Alexandre de Tralles, ont employé ce mot de *rheuma*, de *rhumatismus*, pour désigner toute maladie à écoulement, à déplacement d'humeur.

Le mot rhumatisme ne s'appliquait donc pas, pour les anciens, à ce que nous sommes habitués à désigner aujourd'hui sous ce nom ; pour eux, les douleurs articulaires, la goutte, le rhumatisme se confondaient sous la dénomination générale d'*arthritis*.

Aretée de Cappadoce, qui vivait au Ier siècle de l'ère chrétienne, établit le premier une distinction au point de vue du siège entre l'*arthritis*, comprenant la douleur commune à toutes les jointures, et la *podagre*, que caractérise la douleur du pied ; il eut le mérite de bien saisir la cause hygiénique et l'origine interne de cette douleur du pied.

Cœlius Aurelianus, qui écrivait au VIe siècle, donne la première description précise des caractères qui différencient l'arthrite goutteuse du pied des autres douleurs articulaires : le gonflement de la jointure, la rougeur, la déformation des orteils, leur incrustation pierreuse, les ulcérations de la peau qui en découlent.

Avec Alexandre Tralles, on apprend que la goutte est

causée par un afflux de sang, qui distend l'articulation ; avec Aétius, que la maladie est héréditaire ; avec Paul d'OEgine, qu'elle reconnaît aussi pour causes les fatigues, l'abus du vin et les excès vénériens.

C'est à Rudulphe, vers 1270, que remonterait l'étymologie du mot « goutte » ; il supposait que la maladie était due à une humeur s'écoulant goutte à goutte dans les jointures.

Tous les historiens s'accordent à proclamer que Baillou (1560) fut le premier qui distingua nettement la goutte franche du rhumatisme Un siècle après, Sydenham (1683) donne, dans son *Traité de la podagre*, une excellente description de la goutte, qu'il décrit comme une maladie générale.

Cependant Landré-Beauvais, en 1799, discute encore pour savoir si l'on doit admettre une nouvelle espèce de goutte sous le nom de *goutte asthénique primitive*.

Mais si le rhumatisme chronique est discuté, la goutte commence à être bien étudiée.

Boerhaave et Van Swieten, Hoffmann, Musgrave, qui s'appesantit sur les métastases goutteuses ; Stahl, qui accentue les analogies et les différences entre la goutte et le rhumatisme, complètent l'œuvre clinique de Sydenham ; Tennaut et Pearson, vers 1795, démontrent la présence de l'acide urique dans les concrétions articulaires des goutteux ; Fourcroy et Wollaston, en 1797, ajoutent qu'elles sont composées presque exclusivement d'urate de soude.

En Angleterre, les travaux de Scudamore, Prout, Holland, Forbes, Watson, ont pour couronnement l'ouvrage de Garrod, qui proclame que le sang des goutteux contient toujours un excès d'urate de soude.

D'autre part, Heberden, en 1804, fait remarquer que le rhumatisme chronique ne débute pas par le gros orteil, et, quoique moins douloureuse que la goutte, amène beaucoup plus vite des déformations bien plus considérables et l'impotence des membres.

Haygarth (1805-1815) note que les nodosités qui sont proprès à certaines formes de rhumatisme des jointures, font partie des os eux-mêmes et ne sont pas des concrétions juxtaposées.

La nature intime des altérations est déjà serrée de plus près par Lobstein, qui, en 1835, décrit la fragilité des os de nature arthritique (ostéopsathyrose), l'usure et l'éburnation des surfaces articulaires et les excroissances végétantes autour des extrémités des os ; Colles, qui note l'existence simultanée, dans cette maladie, de deux processus opposés : absorption de l'os ancien et de son cartilage d'incrustation et formation d'un os nouveau ; par Adams (1839), dont les descriptions en ce qui concerne l'examen à l'œil nu ont été déclarées par Charcot presque irréprochables.

Les observations des Allemands Froriep et Romberg, de l'Irlandais Smith, de l'Ecossais Redfern, de Bonnet (de Lyon), remplissent les dix années suivantes.

En 1848, Deville met à l'ordre du jour de la Société anatomique la question de l'arthrite sèche, que P. Broca résume en 1850.

Alors se succèdent les thèses célèbres de Charcot (1853), de Trastour (1853), de E. Vidal (1855). On voit avec Fuller, Garrod, MM. Cornil et Ranvier, Charcot, grâce au concours de la chimie, de l'histologie pathologique et de l'analyse clinique, se constituer l'histoire à peu près définitive du rhumatisme chronique.

En ce qui concerne la goutte, le rôle pathogénique de l'uricémie et la signification pathognomonique des tophus, sont acceptés par Andral et Rayer, Cruveilhier et Charcot. MM. Ranvier, Lancereaux, A. Ollivier parfont l'anatomie pathologique de la goutte viscérale.

Dans ces dernières années, M. Bouchard surtout a montré que l'uricémie n'est qu'un des nombreux effets du ralentissement des mutations nutritives caractéristiques du groupe des maladies arthritiques ; il a affirmé la parenté de la goutte avec cette famille pathologique où figurent l'asthme, la lithiase, le diabète, l'obésité, etc.

Les plus notables monographies parues sur la goutte dans ces dernières années sont celles de Lecorché, de Rendu, d'Ebstein, de Dyce-Duckworth, de Richardière. MM. Jaccour, Labadie-Lagrave et Bouchard disent que la goutte, au fond, est toujours une maladie chronique.

CHAPITRE III

OBSERVATION

Due à l'obligeance de M. Margarot, interne des hôpitaux, service de M. le professeur Vires.

Le nommé X..., âgé de 58 ans, entre dans le service de M. le professeur Vires.

Les antécédents héréditaires que nous fournit l'interrogatoire du malade manquent de précision. Il a toujours vécu séparé de son père et ne se rappelle rien de lui. Sa mère serait morte subitement, à l'âge de 64 ans, en vomissant du sang (?). Une tante maternelle aurait été rhumatisante. Il a eu deux frères, l'un est mort à 30 ans, l'autre à 34 ans.

Il est marié, sa femme est en ce moment en traitement à l'Hôpital Suburbain, salle Espéronnier.

Il n'a pas d'enfants. A l'âge de 23 ans, travaillant au percement d'un tunnel, destiné à la ligne de chemin de fer de Bordeaux, il a eu une poussée de rhumatisme articulaire aigu. Les douleurs étaient très violentes, s'accompagnaient de gonflement. Les genoux, les cous-de-pied, les coudes, les poignets étaient surtout atteints. Les petites articulations étaient prises, mais moins que les grandes.

Le malade avait des frissons, des transpirations abondante. On lui donnait du salicylate de soude. Au bout d'un mois environ la guérison est survenue. Trois ans après, le même gonflement douloureux et fébrile des jointudes est reparu plus intense. La fluxion rhumatismale frappait l'une après l'autre chacune des grandes articulations. La fièvre était vive. La poussée a duré 25 jours, mais le rétablissement complet a demandé trois mois. Le malade a repris son métier de terrassier sans jamais éprouver d'essoufflement.

De 26 à 39 ans, il n'a rien présenté d'anormal. Installé à Cette comme camionneur, il n'a eu que de légères indispositions en rapport, semble-t-il, avec quelques légers excès alcooliques. Vers l'âge de 39 ans, il a commencé à éprouver une sensation d'asthénie qui s'accompagnait d'une faiblesse musculaire réelle. Il éprouvait les plus grandes difficultés pour soulever les colis un peu lourds. L'appétit restait assez bon, la soif était très vive, et le malade absorbait de grandes quantités d'eau. A deux reprises, quelques furoncles sont apparus et ont guéri sans complication.

Après une journée particulièrement fatigante, au cours de laquelle le malade avait éprouvé un malaise encore plus marqué que d'habitude, il fut réveillé, au milieu de la nuit, par une douleur atroce siégeant au niveau de l'articulation métarso-phalangienne du gros orteil droit. Cette douleur s'accompagnait de rougeur et d'un léger gonflement. Elle persista pendant une semaine environ avec des accalmies diurnes et des exacerbations nocturnes. Deux jours elle occupa la scène à elle seule, mais à l'un des paroxysmes elle s'étendit à diverses articulations. Les cous-de-pied, les genoux, les coudes furent atteints en même temps. Leur tuméfaction douloureuse immobilisait le malade dans son lit, lui faisant redouter le moindre mouvement, le moindre contact, même celui des couvertures. Il est à remarquer que la généralisation des phénomènes douloureux ne diminuait en rien l'acuité de la douleur du gros orteil.

Après une semaine de souffrances horribles, les douleurs sont devenues plus supportables, mais ont persisté.

L'état général semble avoir été assez grave à ce moment. Le malade souffrait de la tête, avait un délire très violent. On lui donnait du salicylate de soude. Il est resté cinq mois au lit. Quand il a pu se lever, il a constaté que certains mouvements, en particulier ceux du membre inférieur, étaient pénibles. Cette impotence était due à la fois à la raideur des jointures et au réveil de la douleur par leur mobilisation. Au niveau de l'articulation métarso-phalangienne du gros orteil droit, persistait une tuméfaction légère, rouge et douloureuse spontanément et au palper.

Depuis, des nouvelles poussées se sont produites, dans l'intervalle desquelles le malade n'était jamais complètement guéri, mais devenait de plus en plus perclus. Ces manifestations aiguës ou subaiguës revenaient plus particulièrement vers la fin de l'été ou le commencement de l'automne. Au cours de l'une d'elles le pied gauche a présenté, à son tour, un gonflement douloureux siégeant au niveau de l'articulation métarso-phalangienne du gros orteil. Cette nouvelle localisation semble être survenue à la suite d'un traumatisme. Enfin, à plusieurs reprises, est aparue, sur les faces dorsale et interne de ce même orteil, une tuméfaction limitée, d'abord dure, puis ramollie, qui s'est ulcérée en donnant issue à une espèce de boue rugueuse au toucher et renfermant des parcelles solides.

Au moment où nous voyons le malade pour la première fois, les phénomènes douloureux sont modérés, mais la marche est à peu près complètement impossible. Il est facilement essoufflé, tousse et expectore des crachats muqueux sans caractères spéciaux. Il a bon appétit, digère bien et va régulièrement à la selle.

Il se lève une ou deux fois la nuit, pour uriner. Il dort assez bien.

Examen. — a) *Membre supérieur.* — On constate une atrophie musculaire assez marquée, surtout à la racine du membre.

L'articulation de l'épaule ne présente rien d'anormal.

Le coude *gauche* ne peut se fléchir ni s'étendre entièrement. la pronation et la upination sont à peu près complètement impossibes. L'avant-bras se trouve dans une position à peu près intermédiaire : sa face antérieure regarde en dedans. Le diamètre tranversal de l'articulation est élargi mais, tandis que l'olécrâne conserve ses rapports normaux avec l'épicondyle et l'épitrochlée, la tête radiale luxée fait, en dehors, une saillie arrondie qui roule sous le doigt lorsqu'on imprime des mouvements de rotation à l'avant-bras. La mobilisation de l'article fait percevoir des craquements.

Le coude *droit* présente la même situation en demi-flexion, et avec limitation de l'extension et de la flexion, et l'impossibilité des mouvements de pronation et de supination, mais la partie interne de la cupule radiale n'a pas perdu entièrement contact avec le condyle, il y a simplement subluxation.

L'articulation radio-carpienne ne présente rien d'anormal. On note l'existence d'une exostose douloureuse sur la face postérieure de l'apophyse styloïde du côté gauche.

La main présente peu de lésions articulaires. L'articulation métacarpo-phalangienne de l'index droit et les articulations métacarpo-phalangienne et inter-phalangnennes du pouce gauche offrent seules une limitation partielle des mouvements de flexion.

Par contre, on trouve de nombreuses lésions péri-articulaires constituées par des dépôts uratiques. Certains de ces tophus sont remarquables par leur symétrie. Au niveau de la face dorsale de *chaque* main, sur le tendon de l'extension du troisième doigt, et dans le voisinage, de l'articulation métacarpo-phalangienne, on sent une masse dure, irrégulière, mobile sous la peau, allongée dans le sens du tendon, lui adhérant et le suivant dans ses mouvements. Elle peut être déplacée tranversalement, mais non longitudinalement. Elle est un peu douloureuse au toucher, mais n'a jamais présenté de rougeur ni de phénomènes inflammatoires.

Le plus gros de ces tophus siège à droite, il mesure 2 centimètres et demi de long sur 1 centimètre et demi de large et 6 à 7 millimètres d'épaisseur. Sa présence gêne un peu l'excursion du tendon extenseur et empêche la flexion complète des doigts. A gauche, les dimensions du tophus sont un peu inférieures, la flexion complète des doigts est possible.

Au niveau de la face dorsale de la troisième phalange, dans le voisinage de l'articulation métacarpo-phalangienne, on trouve, à gauche, deux petits tophus, placés l'un au devant de l'autre et adhérant au tendon. Du côté droit, en un point symétrique, existe un tophus unique. En divers points de la face postérieure des doigts, siègent des concrétions uratiques, soit sous forme de nodosités, faciles à isoler, soit sous forme de dépôts périarticulaires. Au niveau d'un tophus situé dans le voisinage de l'articulation métacarpo-phalangienne de l'index gauche, la peau présente une coloration rosée, la pression en ce point est un peu douloureuse, mais la petite tumeur conserve sa dureté : sur la face dorsale de la phalangette du pouce de la même main on note la présence d'une tuméfaction rouge, douloureuse et fluctuante au toucher. Le malade aurait antérieurement remarqué une tuméfaction semblable au même point. Elle aurait abouti à une ulcération donnant issue à une substance blanche et grenue. Les ongles sont cannelés, légèrement incurvés. L'extrémité des doigts est effilée.

b) *Membre inférieur.* — Les membres présentent un certain degré d'atrophie.

L'articulation coxo-fémorale paraît normale. Les genoux sont globuleux, présentent une ankylose à peu près complète qui les immobilise en extension. La palpation est douloureuse, on explore des extrémités osseuses augmentées de volume, leur surface est irrégulière, grenue, présente des saillies.

Ces modifications paraissent surtout dues à l'envahissement des tissus périarticulaires par des concrétions uratiques. Si l'on essaie d'imprimer quelques mouvement à l'article, on perçoit de nombreux craquements.

Les cous-de-pied sont élargis, les méplats effacés, les saillies osseuses exagérées. L'ankylose, à peu près complète, semble relever surtout des tissus périoarticulaires.

Du côté droit, au niveau de l'articulation métatarso-phalangienne du gros orteil, on trouve une saillie osseuse assez marquée. A ce niveau, la peau est rouge, amincie; cette coloration, selon la comparaison classique, rappelle celle d'une pelure d'oignon. La face postérieure de la phalange présente la même teinte, elle est tuméfiée, molle et fluctuante.

A gauche, l'orteil est dévié en dedans et chevauche sur le second, l'articulation métatarso-phalangienne correspondante est ankylosée. A son niveau existe une légère tuméfaction rouge déprimée en dehors par une tache blanche cicatricielle, répondant à une ancienne ulcération. L'ongle est hypertrophié, d'aspect spongieux.

L'examen de l'appareil respiratoire dénote l'existence de quelques signes de bronchite (respiration rude, ronchus sous-crépitants). Au cœur on note un léger souffle systolique à la pointe.

L'analyse des urines pratiquée à plusieurs reprises par M. Florence que nous remercions bien sincèrement, donne comme résultats moyens :

Quantité	Densité	Réaction	Urée par litre	Chlorures par litre
1700	1015	Acide	7 gr. 82	11 gr. 3

Acide phosphorique	Acide urique	Albumine	Glucose
0 gr. 62	0 gr. 934	0	0

Az total	Coef. azoturique
3 gr. 13	0.88

On retire 30 centimètres cubes de sang au malade, on recueille le sérum après coagulation et l'on essaie le procédé du fil de Garrod. On n'obtient aucune cristallisation.

Une ponction pratiquée au niveau de la tuméfaction fluctuante du gros orteil donne issue à une espèce de boue crayeuse et grenue. Cette matière est chauffée dans une capsule de porcelaine avec quelques gouttes d'acide azotique jusqu'à siccité. On obtient ainsi un résidu jaune rougeâtre. On laisse refroidir et on ajoute une goutte d'ammoniaque : i développe une coloration rouge pourpre (réaction de la murscide). D'autre part, l'examen microscopique de la matière tophacée montre qu'elle est constituée par des cristaux prismatiques.

Cette observation encore incomplète nous renseigne uniquement sur l'état du malade à son arrivée. Si nous la rapportons aujourd'hui, c'est simplement pour en souligner l'intérêt clinique, car la difficulté est grande de poser un diagnostic intégral.

CHAPITRE IV

ESSAI D'INTERPRÉTATION D'APRÈS DES FAITS CLINIQUES

Dans l'observation qui précède, le diagnostic de goutte n'est pas douteux. Il est établi par le début de la maladie. Après une journée très pénible au cours de laquelle le malade avait éprouvé du malaise, il est réveillé au milieu de la nuit par une douleur atroce siégeant au niveau de l'articulation métatarso-phalangienne du gros orteil droit. Cette douleur s'accompagnait de rougeur et d'un léger gonflement ; elle s'atténua considérablement au lever du jour. Ces phénomènes sont bien caractéristiques de la goutte. D'autre part, la présence de nombreux tophus au niveau de la face dorsale de chaque main, en particulier sur le tendon extenseur du troisième doigt et au niveau de l'articulation métacarpo-phalangienne, la composition chimique de ces tophus (acide urique et urate de soude), l'excès d'acide urique dans l'urine, établissent suffisamment le diagnostic. Il est plus difficile d'interpréter les lésions articulaires, et en particulier celles qui atteignent les grosses articulations. Doit-on les rattacher à la goutte?

Teissier et Roque classent les troubles et lésions du rhumatisme chronique en trois groupes, ayant chacun une allure clinique, une étiologie et une pathogénie spéciales. Ils distinguent .

1° Le rhumatisme chronique déformant ;

2° Le rhumatisme chronique d'infection ;

3° Le rhumatisme chronique toxique ou rhumatisme goutteux.

Etudions succinctement ces trois variétés et voyons si notre cas peut être classé dans l'une d'elles.

Premier groupe. — *Rhumatisme chronique déformant.* — Il répond à la goutte asthénique de Landré-Beauvais, aux nodosités de Haygarth, à l'arthrite rhumatoïde de Garrod, au rhumatisme chronique osseux de Besnier, au rhumatisme chronique partiel et la spondylose rhizomélique de Marie. Le rhumatisme déformant est une maladie de l'âge adulte, surtout fréquent de 40 à 60 ans ; son siège reste généralement fixé aux articulations primitivement atteintes. Les manifestations articulaires sont généralement bilatérales, symétriques, occupent de préférence les petites jointures, peuvent cependant atteindre les grandes articulations. On note des déformations, des attitudes vicieuses caractéristiques ; plus tard surviennent des troubles trophiques. Dans l'ensemble, le rhumatisme déformant peut être comparé aux arthropathies nerveuses ; dans son étiologie, le froid, surtout le froid humide, joue un très grand rôle.

Deuxième groupe. — *Rhumatisme d'infection.* — Les états chroniques articulaires qui entrent dans ce groupe sont tous causés par des infections antérieures et ont tous débuté par des phénomènes aigus ou subaigus. Parmi les maladies qui s'accompagnent plus fréquemment de ces lésions chroniques, nous devons citer le rhumatisme articulaire aigu, la blennorrhagie, la tuberculose (rhumatisme de Poncet).

Enfin, le troisième groupe est caractérisé, au point de vue clinique, par des douleurs articulaires plus ou moins généralisées, limitées tantôt aux grandes articulations, tantôt aux petites. Les tissus fibreux sont surtout atteints ; on note du rhumatisme fibreux, des nodosités d'Heberden. L'arthritisme paraît présider à ces manifestations disparates ; la goutte est souvent retrouvée chez eux. Aussi Roque et Teissier appellent-ils cette variété de rhumatisme, le rhumatisme goutteux, distinct de la goutte elle-même.

L'étiologie de la maladie dont nous publions l'observation paraît complexe. Le froid humide paraît avoir eu un rôle dans son apparition ; l'atrophie musculaire, la fixité des lésions, leur symétrie, sembleraient devoir faire conclure à l'existence d'un véritable rhumatisme déformant.

D'autre part, les poussées très nettes de rhumatisme aigu présentées par le malade, les fluxions articulaires avec hydarthrose qu'il présente encore de temps à autre tendraient à nous le faire considérer comme se rattachant au deuxième groupe, groupe du rhumatisme d'origine infectieuse. Enfin, l'uricémie manifeste ferait plutôt conclure à un véritable rhumatisme goutteux. La clinique nous paraît donc insuffisante à résoudre le problème que pose notre observation. Nous devons demander à des recherches d'un autre ordre des explications qui nous manquent.

CHAPITRE V

ANATOMIE PATHOLOGIQUE

L'étude de l'anatomie pathologique nous permet-elle de conclure ? En l'absence de nécropsie dans le cas qui nous concerne, nous ne pouvons baser notre raisonnement que sur des analogies. Si nous avions affaire à du rhumatisme chronique déformant, nous aurions une altération velvétique du cartilage : celui-ci perd son poli, sa coloration bleue, sa consistance ; il y a prolifération des cellules cartilagineuses ; il en résulte des bourrelets qui ne tardent pas à subir la transformation calcaire et osseuse. Dans un stade ultérieur, les extrémités de l'os lui-même sont atteintes, il se fait une prolifération du tissu osseux avec végétations osseuses, ostéophytes, l'extrémité osseuse devient à la fois plus grosse et plus friable, il se fait en même temps une transformation fibreuse du tissu conjonctif périarticulaire.

L'ankylose, à la fois osseuse et fibreuse, constitue les résultats définitifs de ces lésions. Des altérations analogues s'observent dans le rhumatisme chronique d'infection.

Dans le rhumatisme dyscrasique, au contraire, les lésions sont surtout manifestes dans les tissus périarticulaires ; il n'y a pas de saillies osseuses, mais par contre l'article est entouré de nombreuses concrétions uratiques.

Ces altérations anatomiques différentes peuvent être démontrées sur le vivant par la radiographie. Celle-ci met en évidence, chez les rhumatisants chroniques, l'augmentation de volume des extrémités osseuses, leur teinte terne et grisâtre, leur apparence soufflée et surtout la disparition de la bande claire que devrait donner le cartilage articulaire. Les extrémités osseuses se touchent, sont comme soudées au écrasées les unes contre les autres, présentent des luxations ou subluxations.

Dans le rhumatisme chronique d'infection, les épreuves radiographiques fournissent des résultats analogues.

Dans le rhumatisme goutteux enfin, la radiographie démontre que la grosseur de l'article est due à la présence de concrétions uratiques ; celles-ci sont absolument transparentes ; de plus, loin d'être augmentées de volume, les extrémités osseuses sont au contraire comme réduites et séparées par des espaces clairs, plus larges qu'à l'état normal. C'est qu'en effet le tophus exerce sur les lamelles osseuses une action dissolvante.

L'examen radiographique, pratiqué chez notre malade au niveau des différentes articulations, a montré qu'on avait affaire à des manifestations se rattachant à cette troisième variété de rhumatisme. On se rappelle que les genoux étaient très globuleux, présentaient une ankylose à peu près complète qui les immobilisait en extension ; la palpation révélait une augmentation de volume des extrémités osseuses, dont la surface était irrégulière et grenue. La radiographie nous permit de conclure qu'il ne s'agissait pas là d'hypertrophies osseuses vraies, c'est-à-dire de lésions se rattachant au rhumatisme déformant ou infectieux, mais de simples concrétions uratiques, dont la présence permet de conclure à l'origine goutteuse de l'arthrite.

Par conséquent, les faits anatomiques nous permettent de porter le diagnostic de rhumatisme goutteux.

CHAPITRE VI

ETIOLOGIE ET PATHOGENIE

De l'étude qui précède découlent deux groupes de constatations : 1° au point de vue clinique et en ce qui concerne l'évolution du processus morbide, il nous est impossible de conclure si la cause de ce processus a été de nature nerveuse, infectieuse ou dyscrasique. L'anatomie pathologique, étudiée grâce à la radiographie, nous a permis de conclure qu'actuellement toutes les manifestations articulaires et autres relevaient de l'auto-intoxication goutteuse ; l'examen chimique des tophus, que nous avons trouvés, constitués par des urates de soude, l'augmentation de l'acide urique des urines confirment cette manière de voir.

Nous ne saurions cependant trop faire remarquer que la dépendance des troubles et des lésions vis-à-vis de la dyscrasie urique ne doit être admise que dans l'interprétation de l'état actuel.

Nous ne devons pas oublier en effet que notre malade a présenté, à diverses reprises, des pousées nettement caractérisées de rhumatisme articulaire aigu ; d'autre part, le système nerveux paraît avoir joué également un rôle au cours de l'évolution de ce complexus symptomatique chronique dans l'ordonnance bilatérale et symétrique de la plupart des lésions. Il suffit de se rapporter à notre observation pour se rendre compte de la régularité de cette symétrie ; au niveau du coude, on trouve des deux côtés des subluxations radiales ; sur le troisième tendon extenseur existent, de chaque côté, de volumineux tophus ; l'atteinte des genoux est égale des deux côtés ; il n'est pas jusqu'aux lésions goutteuses classiques de l'articulation métatarso-phalangienne qui ne soient bilatérales.

CHAPITRE VII

PRONOSTIC

L'évolution très lente de la maladie, sa nature, les caractères particuliers qu'elle présente, rendent le pronostic *quoad vitam excellent*. L'uricémie, les lésions rénales possibles et les diverses complications qui peuvent survenir à un moment donné commandent quelques réserves; mais l'impression générale qui résulte de l'examen du malade est bonne, et l'on ne saurait concevoir d'inquiétudes sérieuses à son sujet.

Par contre, l'ankylose presque complète de ses membres inférieurs, les douleurs parfois intolérables qui reviennent au niveau de l'articulation métatarso-phalangienne du gros orteil, les paroxysmes angoissants qu'il présente et son état de souffrance presque continue, le condamnent à un repos au lit à peu près absolu et font de lui un impotent, un infirme.

Si nous ajoutons que rien dans son état actuel ne fait présager un changement quelconque dans les phénomènes morbides qu'il présente, nous sommes obligé de porter un pronostic des plus réservés.

Condamné à l'immobilité presque complète dans une salle d'hôpital, le malade est exposé à des infections intercurrentes, qui trouveront chez lui un terrain tout préparé. Son avenir nous paraît donc assez sombre, surtout si, comme nous allons le voir, les ressources de la thérapeutique sont à peu près impuissantes dans son cas.

CHAPITRE VIII

TRAITEMENT

Des considérations qui précèdent découlent des indications thérapeutiques de diverse nature.

L'uricémie manifeste, entretenue par la présence de tophus, commande l'institution d'une médication destinée à combattre l'excès d'acide urique.

Jusqu'à présent les cliniciens ont tenté de dissoudre cet acide urique par la médication alcaline ; mais il est à peu près complètement démontré aujourd'hui que cette dissolution des dépôts uratiques par les alcalins, pipérazine, la lysidine, le salicylate, etc., est tout à fait illusoire ; ces médicaments n'agissent que sur les tissus vivants et, par les réactions vitales qu'ils déterminent, peuvent être la cause indirecte de la mise en liberté d'une certaine quantité d'acide urique.

Ces conclusions résultent surtout des travaux d'Arthur Luff, du Collège royal des médecins de Londres ; de Levisen et John Fawcet.

Comme le font remarquer Lumière et Gélibert, la clinique nous apprend qu'à la suite de l'administration des alcalins, du salicylate et de tous les prétendus dissolvants de l'acide urique, il peut y avoir quelque chose de changé (en bien ou en mal) dans l'état général du goutteux ; mais que le tophus que l'on visait reste avec une ténacité désespérante ; or, nous savons que ce tophus exerce vis-à-vis des extrémités sous-jacentes le rôle d'un dissolvant très énergique ; les examens radiographiques le prouvent d'une façon précise.

Lumière et Gélibert ont pensé que l'on pourrait arriver à des résultats thérapeutiques meilleurs en s'adressant directement au tophus par une petite intervention chirurgicale.

D'une façon générale, il conseille d'attendre que le tophus soit ramolli par un accès de goutte. Ils font une ponction qui donne issue à la matière tophacée.

Nous avons suivi la technique indiquée par ces deux auteurs à l'occasion du ramollissement d'un dépôt tophacé. Nous n'avons noté, à la suite de cette petite opération, aucune particularité digne d'être notée, si ce n'est une légère augmentation de l'acide urique dans les urines du lendemain.

CONCLUSIONS

I. Le cas de rhumatisme chronique dont nous rapportons l'observation présente des particularités cliniques intéressantes, qui rendent difficile son interprétation et en particulier son assimilation aux faits rangés dans l'un des trois groupes de Teissier et Roque.

II. Par ses symptômes, en effet, cette affection semble à la fois dépendre du rhumatisme chronique déformant, du rhumatisme chronique d'origine infectieuse et enfin de la dyscrasie urique.

III. La radiographie, qui peut être considérée comme une véritable démonstration anatomique, nous montre que l'hypertrophie supposée de l'extrémité osseuse n'est qu'une illusion et s'explique par la présence de dépôts uratiques à leur niveau. L'os, loin d'être augmenté de volume, présente déjà un certain degré de raréfaction.

IV. Au point de vue étiologique, l'ensemble des manifestations actuelles peut être rapporté à la goutte. Nous ne devons cependant pas oublier l'existence d'un véritable rhumatisme articulaire aigu dans les antécédents du malade et le rôle probable du système nerveux dans la production des lésions bilatérales d'une symétrie parfaite.

V. Les conclusions générales à tirer de ces constatations sont les suivantes : 1° Les différents cas de rhumatisme chronique semblent devoir prendre place dans un des trois groupes précités ; 2° les causes agissantes dans chacun d'eux, peuvent cependant se trouver réunies avec une intensité variable (comme dans notre cas). Par suite, le rhumatisme chronique, malgré la diversité considérable des faits qu'on étudie sous ce nom, paraît présenter une certaine unité résultant d'un tempérament morbide commun sur lequel évolueraient les différents processus ; ainsi s'expliquerait ce fait que des manifestations cliniques d'origine très diverse conservent malgré toute une physionomie commune, un véritable air de famille.

BIBLIOGRAPHIE

Sydenham. — Traité de la Podagie (1865).

Garrod. — Médico-Chirurgical transasctions, vol. XXXVI.

— La goutte, sa nature et son traitement. Trad. Ollivier et annoté par Charcot (1867).

Jaccound et Labadié Lagrave. — Art. goutte. Dictionnaire de médecine et de chirurgie.

Lecorché. — Traité théorique et pratique de la goutte (1884).

Rendu. — Article goutte. Dictionnaire encyclopédique des Sciences médicales.

Pitres et Vaillard. — Académie de médecine (1887). Névrite périphérique au cours du rhumatisme chronique.

Lancereaux. — Clinique de la Pitié, t. II (1890).

Brissaud. — Mercredi médical, janvier 1891. Traité de la goutte par la méthode d'Edison.

Spender. — Brit. méd. Journ., 30 mai 1895.

Touche. — Journal d'anatomie (1900).

Teissier. — Sur le rhumatisme goutteux. Congrès de l'Association française de Saint-Etienne (1907).

Teissier et Roque. — Article *in* Brouardel et Gilbert.

Aramy. — Contribution à l'étude de la goutte. Progrès médical, Paris (1909).

Lumière et Gélibert. — Société de thérapeutique de Paris (1909), Avenir médical (1900).

Arthur Luff, Levisen, John Fawcet, in Lumière et Gélibert.

SERMENT

En présence des Maîtres de cette Ecole, de mes chers Condisciples et devant l'effigie d'Hippocrate, je promets et je jure, au nom de l'Etre suprême d'être fidèle aux lois de l'honneur et de la probité dans l'exercice de la Médecine. Je donnerai mes soins gratuits à l'indigent et n'exigerai jamais un salaire au-dessus de mon travail. Admis dans l'intérieur des maisons, mes yeux ne verront pas ce qui s'y passe; ma langue taira les secrets qui me seront confiés et mon état ne servira pas à corrompre les mœurs ni à favoriser le crime.

Respectueux et reconnaissant envers mes Maîtres, je rendrai à leurs enfants l'instruction que j'ai reçue de leurs pères.

Que les hommes m'accordent leur estime si je suis fidèle à mes promesses.

Que je sois couvert d'opprobre et méprisé de mes confrères, si j'y manque.

www.ingramcontent.com/pod-product-compliance
Ingram Content Group UK Ltd.
Pitfield, Milton Keynes, MK11 3LW, UK
UKHW020429220726
13923UKWH00005B/2144